AF373595

# MÉMOIRE

## ET

## OBSERVATIONS

### SUR LA

# COURBURE ACCIDENTELLE DES OS,

PAR

## L.-A. CHAMPENOIS,

OFFICIER DE SANTÉ A LAUNOIS (ARDENNES).

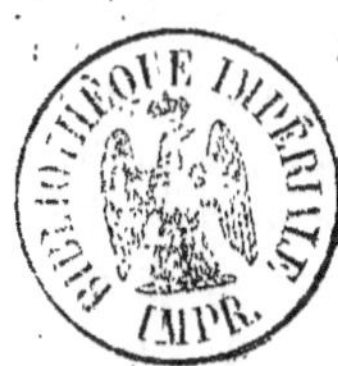

---

> Malgré les nombreux & savants travaux
> des médecins & des chirurgiens modernes,
> il reste encore beaucoup à glaner dans le
> vaste champ de la médecine.

Dans la nomenclature des maladies du système osseux des traités les plus modernes de chirurgie, les praticiens attentifs doivent s'étonner avec raison de ne pas voir figurer la courbure accidentelle des os, mais surtout celle des os longs, maladie particulière à l'enfance et qui doit être au moins aussi fréquente que la fracture, à cette époque de la vie où les os gélatineux et flexibles peuvent facilement se courber sans se rompre.

Cependant la possibilité de cette maladie a été clairement exprimée par plusieurs chirurgiens célèbres, et notamment par Ambroise Paré, qui affirme que les os longs peuvent se courber sans se rompre, et les os plats s'enfoncer et se bosseler comme les pots d'étain ; mais ils ont tous omis de décrire exactement les symptômes qui lui sont propres et ceux qui la différencient de la fracture, puis de consigner des observations détaillées à l'appui de leur affirmation, qui puissent enlever aux incrédules jusqu'au moindre doute sur sa réalité.

1857

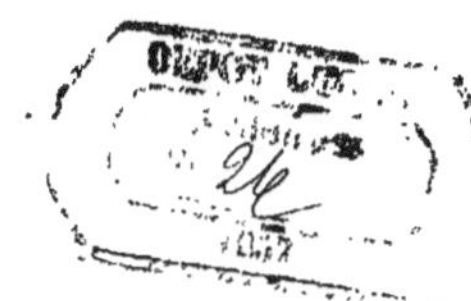

Malgré ces assertions bien positives qui ne peuvent avoir pris naissance que de l'observation de cette maladie, les auteurs modernes ont gardé le silence le plus absolu sur cette affection des os, et Boyer, entre autres, cet observateur si attentif et si rigoureux, a nié positivement que la courbure accidentelle des os longs fût possible. Depuis Boyer jusqu'à nos jours, les auteurs classiques gardent un silence presque absolu et vraiment inexplicable en présence des nombreuses observations recueillies et publiées par des praticiens véridiques sur cette curieuse maladie des os. Si pourtant ceux qui ont écrit sur la matière avaient mieux observé, ou s'ils avaient tenu compte de ces observations et expérimenté sur des jeunes animaux vivants pour en contrôler l'exactitude, ils seraient demeurés convaincus qu'elle est non-seulement possible, mais qu'elle doit aussi se présenter fréquemment à l'observation.

Il est difficile d'expliquer le silence des auteurs classiques sur une maladie aussi matériellement distincte de la fracture. Ne l'ont-ils jamais observée, ou sont-ils tous tombés dans une erreur de diagnostic en la confondant avec la fracture? L'une et l'autre opinion peuvent être admises. Ceux qui ont observé la courbure accidentelle savent que la déformation du membre blessé, surtout dans l'arqûre, est un symptôme frappant, mais trompeur, car elle paraît réunir à elle seule tous les autres signes de la fracture, et dispenser le chirurgien de torturer le blessé pour mieux asseoir son diagnostic. Cependant la difficulté de la réduction ou du redressement signalée par tous les observateurs, aurait dû faire ouvrir les yeux des moins clairvoyants, et les avertir qu'ils avaient devant eux autre chose qu'une fracture.

La courbure accidentelle est-elle moins commune dans les villes que dans les campagnes, où une foule de causes de chûtes est semée sur les pas des enfants? On serait tenté de le croire, car il est impossible de supposer que des chirurgiens habiles aient pu long-temps confondre cette maladie avec la fracture.

La courbure accidentelle signalée et inscrite dans les ouvrages de quelques notabilités chirurgicales anciennes a donc été niée et rejetée plus tard comme impossible par leurs successeurs.

La fracture incomplète aussi a subi les mêmes vicissitudes; mais plus favorisée qu'elle, elle est aujourd'hui généralement admise.

Les nombreuses observations publiées depuis vingt ans autorisent donc à penser que la courbure accidentelle des os longs a été long-temps méconnue par le plus grand nombre des chirurgiens, et qu'elle a été plus tard confondue avec la fracture incomplète, avec laquelle elle a beaucoup de rapports symptomatologiques. En effet, la fracture incomplète doit être toujours accompagnée de courbure de l'os, lorsque celle-ci est transversale, et il est incontestable que le chirurgien ne peut en supposer l'existence qu'autant que l'os conserve encore cette même courbure au moment de son exploration.

La courbure de l'os est donc la seule maladie apparente, appréciable dans la majeure partie des cas, puisque, jusqu'à ce jour au moins, les chirurgiens n'ont pu constater cette fracture que sur le cadavre; elle est aussi la seule dont ils doivent s'occuper, puisqu'il ne s'agit dans ce cas que du redressement de l'os, et non de maintenir en rapport les fragments d'une fracture qui ne peuvent se déplacer que difficilement après le redressement.

Dans son traité des fractures et des luxations publié récemment, M. Malgaigne mentionne bien les observations les plus remarquables publiées sous le titre de courbure accidentelle; mais il hésite à se prononcer si elles ont été ou non indépendantes de fracture incomplète; il penche cependant à admettre, malgré les affirmations contraires des observateurs les plus compétents, que, dans tous les cas, la courbure ne fait qu'indiquer au chirurgien la fracture incomplète qu'il ne peut constater autrement.

M. Malgaigne appuie cette étrange opinion sur des expériences faites sur le cadavre, et desquelles il résulte qu'il n'a jamais obtenu que des fractures complètes et incomplètes, et jamais de courbure des os; puis sur le seul cas de courbure accidentelle des os de l'avant-bras qui se soit présenté à son observation, et dans lequel il a été assez malheureux pour fracturer un de ces os en cherchant à les redresser quelques jours après l'accident. Cet insuccès est-il du au retard que le savant professeur a cru devoir apporter au redressement de ces os, et pendant lequel temps peut-être la direction vicieuse des fibres osseuses s'est en partie consolidée, ou bien existait-il en même temps courbure d'un des os, et fracture non-reconnue de l'autre? C'est ce qu'on ne saura jamais. Mais ce qui est fort regrettable pour la science, c'est qu'un aussi fâcheux résultat soit arrivé en des mains aussi habiles, car dans le cas contraire il ne sera douteux pour personne que le savant professeur eût défendu de toute la puissance de son éloquence la courbure des os, et qu'il l'eut inscrite d'emblée dans son traité des maladies des os.

M. Malgaigne prétend aussi que la difficulté que le chirurgien éprouve à redresser les os tient à ce que les dentelures qu'il suppose exister toujours à l'extrémité des fragments ne s'adaptent pas exactement dans les enfoncements opposés pendant le redressement, et qu'elles seules aussi maintiennent et expliquent la permanence de la courbure.

Cette double explication pourra peut-être satisfaire les chirurgiens qui n'ont jamais vu ou qui n'ont observé que très-rarement la courbure accidentelle sans y attacher d'importance ; mais elle ne peut et ne sera jamais admise par ceux qui l'ont observée souvent.

La figure 2 que M. Malgaigne cite dans son ouvrage à l'appui de son opinion et qu'il offre aux lecteurs comme le type de la fracture incomplète, peut bien être admise comme telle par tous les chirurgiens ; mais qu'elle soit le specimen de la courbure accidentelle des os longs, et que ses dentelures puissent expliquer les deux circonstances les plus marquantes, la permanence de la courbure et la difficulté de réduction, c'est ce que les observateurs attentifs de cette maladie n'admettront jamais, malgré l'autorité du nom de M. Malgaigne ; 1.º parce que la courbure qui accompagne la fracture incomplète ne présente aucune analogie de forme avec la courbure simple ; 2.º parce que, dans la fracture incomplète qu'elle représente exactement, la courbure ne peut s'opérer que dans un espace très-restreint et en forme de charnière, tandis que la courbure simple ou incomplète occupe toujours le tiers au moins de la longueur de l'os ; 3.º que dans la courbure qui accompagne la fracture incomplète, sa convexité en forme de coude représente l'extrémité d'un angle plus ou moins obtus, tandis que dans la courbure simple elle est largement arrondie et représente à peu près un quart de cercle ; qu'en outre, dans le premier cas, la courbure peut être augmentée par la moindre pression dans la concavité, une portion de l'os étant fracturée, tandis que dans l'autre cas la courbure est fixe, presque immuable, les fibres osseuses étant toutes intactes et seulement déviées.

Du reste, que peuvent prouver des expériences sur des os réfroidis par la mort et privés de l'énergique contraction musculaire qui s'opère autour d'eux, puisque dans ces circonstances l'expérimentateur ne peut agir que par des violences directes sur la continuité des os, ne produisant le plus souvent que des fractures. Chacun doit être convaincu qu'il y a loin des résultats obtenus par des expériences sur le cadavre, aux résultats observés pendant la vie, quand le calorique qu'elle dissémine dans l'économie donne de la souplesse à tous les tissus, même aux os, et que l'énergie des contractions musculaires contre-balance l'action des causes agissant sur la continuité des os et sur leurs extrémités.

Aux expériences de M. Malgaigne et de M. Thore sur des cadavres, je puis opposer celles que j'ai faites sur des jeunes animaux vivants, et en dernier lieu sur des jeunes chats d'un à quatre jours, et chez lesquels j'ai pu très-facilement et toujours obtenir la courbure complète de tous les os des membres, à l'aide d'une pression continue mais lente avec les deux pouces, comme on opère dans le redressement des os longs. Une remarque que j'ai faite, c'est que chez ces jeunes animaux les courbures, quoique profondes et réitérées plusieurs fois pendant deux jours, s'effaçaient visiblement tous les jours, de manière qu'au dixième il ne restait presqu'aucune trace de courbure sur les membres, et qu'au vingtième jour il ne restait plus sur quelques-uns des os seulement qu'une très-légère incurvation, et sur les autres nulle trace de courbure.

Le dixième jour de mes expériences j'ai essayé de reproduire la courbure sur les deux avant-bras d'un de ces jeunes chats, mais je n'ai pu l'obtenir que sur un seul os de chaque côté, les deux autres se sont fracturés. Dix jours plus tard j'ai trouvé les fragments des deux os parfaitement en rapport, leurs extrémités notablement tuméfiées offraient un commencement de consolidation. Les deux os courbés étaient presque complètement redressés.

Vers le vingtième jour, avant de sacrifier ces animaux pour connaître exactement le résultat de mes expériences, j'ai enfoncé les pariétaux à deux d'entre eux avec l'index garni d'un dé à coudre, de manière à rendre l'enfoncement permanent, ce qui eut lieu ; l'un d'eux resta quelques instants engourdi et eut quelques mouvements convulsifs des membres, mais cela dura peu, et tous deux purent se mouvoir sans trop d'apparence de souffrance et téter leur mère jusqu'au lendemain.

Après la dissection minutieuse des membres et de la tête de ces animaux, je suis resté et reste convaincu que la courbure accidentelle des os longs est possible sans fracture d'aucune partie de leur tissu, et que les os du crâne, comme l'ont avancé quelques auteurs célèbres, peuvent aussi s'enfoncer sans aucune apparence de fracture.

Il résulte donc évidemment des expériences que j'ai répétées plusieurs fois avec succès, et des observations publiées par un grand nombre de praticiens, que la courbure accidentelle des os est une maladie tout-à-fait distincte de la fracture complète et incomplète par sa nature, sa terminaison et la durée de son traitement, et qu'il est urgent de l'inscrire dans les traités classiques de chirurgie, afin de faire éviter à nos successeurs l'erreur de diagnostic que nous avons du souvent commettre, et de laquelle il peut surgir un préjudice notable pour la considération du chirurgien. Dans cette question, il est vrai de dire que le blessé est le moins intéressé, c'est l'art et l'artiste qui sont les plus compromis.

Le chirurgien peut donc subir les conséquences de son erreur et voir sa réputation et son avenir compromis. Qu'il lui arrive, comme j'en ai vu un exemple (obs. 4), de diagnostiquer une fracture quand il n'a sous les yeux qu'une de ces courbures simples sans aucune complication, qu'en résultera-t-il? C'est que quelques jours après l'application du bandage contentif, l'os ayant été plus ou moins bien redressé, le blessé agitera ce membre et s'en servira presqu'aussi facilement que de l'autre, au grand étonnement du chirurgien qui ne manquera pas d'être taxé d'ignorance ou de mauvaise foi par les parents, parce que tout le monde sait qu'il faut un assez long laps de temps pour qu'un membre fracturé puisse reprendre facilement l'exercice de ses fonctions. Pour l'honneur de l'art, pour l'honneur et la sécurité des chirurgiens, il est temps de mettre un terme à cette source d'erreurs, en inscrivant la courbure accidentelle parmi les maladies des os.

Tous les os longs des membres, les os longs et courbes du tronc, tels que les clavicules et les côtes, peuvent être le siége de la courbure accidentelle ; mais si j'en crois les observations qui me sont propres et celles publiées par quelques chirurgiens, les os longs des membres supérieurs et particulièrement ceux des avant-bras, sont ceux qui en sont le plus fréquemment atteints. En effet, leur forme allongée, leur peu de volume, leur position à l'extrémité du membre supérieur, le mouvement spontané, instinctif qui fait porter en avant les membres supérieurs pour protéger la tête et le tronc dans les chûtes, et les efforts opposés qu'ils supportent, expliquent assez cette fréquence. (Obs. 3, 4, 6, 7, 8, 11, 12, 14, 15, 16.)

Les os plats, tels que ceux du crâne, et les os iliaques exposés au choc des efforts vulnérants peuvent aussi se courber et s'enfoncer.

Quel est l'accoucheur qui n'a pas quelquefois, en exécutant certaines manœuvres sur la tête du fœtus, senti distinctement son doigt faire fléchir l'un des os du crâne, mais particulièrement les pariétaux? Dans ce cas, l'élasticité de l'os fait disparaître l'enfoncement ; mais que la cause vulnérante soit plus puissante, et l'enfoncement sera plus considérable et persistant.

Attendu la nature plus spongieuse de l'extrémité des os, il semblait rationnel de penser que la courbure devait toujours avoir pour siége cette région plus flexible des os, c'est ce que confirme l'observation ; cependant la partie moyenne, malgré la structure plus compacte de son tissu, peut quelquefois devenir le siége des deux genres de courbure. ( Obs. 8, 12 et 14.)

Le sens de la courbure diffère selon que la cause est directe ou indirecte ; quand la cause agit perpendiculairement sur la continuité de l'os, la concavité de la courbure occupe toujours le lieu même où le choc ou la compression se sont exercés ; mais lorsque la cause exerce son action sur l'extrémité des os en refoulant en quelque sorte son tissu, elle varie selon la position de l'extrémité du membre qui en reçoit le choc. Par exemple, dans une chute sur la paume de la main, le bras étant plus ou moins tendu, la concavité de la courbure occupera toujours la face dorsale de l'avant-bras.

Jusqu'à ce jour, les chirurgiens qui ont parlé de la courbure accidentelle n'en ont signalé qu'un seul genre. Cependant cette maladie se présente toujours à l'observation sous deux formes bien distinctes qu'il est utile de signaler aux praticiens ; je les désigne sous les noms de complètes et d'incomplètes.

La courbure est complète quand les deux extrémités de l'os, opposées à celles de la courbure, peuvent être plus ou moins rapprochées l'une de l'autre à l'aide de légers efforts dans le sens de la courbure, comme par une espèce de flexion. Dans ce cas, la table externe de l'os du côté de la concavité se rapproche de celle de la convexité en affaissant la substance spongieuse. (Obs. 1.<sup>re</sup> et 10.) Cette variété de la courbure accidentelle, non signalée avant moi ou du moins n'ayant pas encore été différenciée jusqu'à ce jour de la courbure permanente, ne peut être produite que chez des sujets très-jeunes et seulement par des causes directes ; elle est beaucoup plus rare que la courbure incomplète.

La courbure est dite incomplète quand il n'y a que simple arqûre de l'os, sans mobilité possible dans aucun sens. Elle peut être plus ou moins étendue, plus ou moins profonde ; dans ce cas la déformation persistante du membre est le seul symptôme qui frappe les sens ; c'est aussi cette permanente fixité qui la différencie essentiellement de la courbure complète. Cette variété est la seule que mentionnent les observateurs.

Les causes de la courbure accidentelle sont prédisposantes ou efficientes.

L'enfance et la première jeunesse, sans distinction de tempérament, sont des prédispositions à la courbure accidentelle ; mais les constitutions lymphatiques et scrofuleuses font que cette prédisposition peut se prolonger souvent jusqu'à un âge où cette maladie semblait ne plus devoir se produire. Le jeune âge est donc la condition pathogénique indispensable de la courbure accidentelle.

Des expériences de M. Thore, il semble cependant résulter que, dans les premiers temps de la vie extra-utérine, les os se fracturent avec une étonnante facilité, puisque sur vingt enfants âgés d'un jour à un mois il n'a pu déterminer une seule fois la courbure, et que toujours il a obtenu la fracture complète et incomplète des os. Mais les expériences de M. Thore ayant été faites sur des cadavres, elles ne peuvent d'aucune manière infirmer les résultats de celles que j'ai faites sur les animaux vivants, et surtout ceux de l'observation qui atteste que la courbure des os est fort commune dans le jeune âge. M. Thore lui-même a publié bon nombre de courbures accidentelles qui contredisent les résultats de ses expériences.

Les causes efficientes sont toujours des violences externes portant leur action tantôt sur le corps même de l'os, d'autre fois et c'est le plus fréquemment agissant sur ses extrémités en communiquant au cylindre osseux un ébranlement violent qui favorise la formation de l'une ou de l'autre variété de la courbure, mais le plus souvent l'arqûre.

Des causes nombreuses qui peuvent déterminer la courbure accidentelle, je pense que celles qui portent directement leur action sur la continuité des os occasionnent le plus souvent celle que je désigne sous le nom de complète, et que celles qui agissent sur leurs extrémités en refoulant leurs fibres, produisent presque constamment la courbure incomplète.

Des expériences que j'ai tentées, il résulte en effet qu'il est très-difficile, pour ne pas dire impossible, de produire l'arqûre des os chez les jeunes animaux, même vivants, en violentant brusquement et directement leur continuité, qu'alors on ne produit que la fracture ou la courbure complète. Ces résultats m'ont fait penser et je crois avec raison que dans l'ébranlement reçu par l'os dans le choc d'une chute sur l'extrémité d'un membre, l'oscillation des fibres osseuses et le refoulement subit qu'elles éprouvent dans les efforts opposés qu'elles supportent déterminent la formation instantanée de l'arqûre. J'avoue que ce n'est qu'en appliquant sur des os longs un quart de cercle fixé contre eux par ses extrémités que j'ai pu obtenir l'arqûre de ces os et vérifier que sur la convexité de la courbure il n'existait aucune trace de fracture.

Les symptômes de la courbure accidentelle ne sont ni très-nombreux ni très-difficiles à comprendre ; cependant ils diffèrent selon qu'elle est complète ou incomplète, et selon qu'elle a pour siége les os longs ou les os larges.

Les symptômes de la courbure accidentelle sont une déformation plus ou moins considérable dans la continuité d'un membre, consistant en une tumeur en forme de coude plus ou moins prononcée, selon le degré

de la courbure, et en une concavité angulaire à la partie opposée, avec
inobilité possible dans le sens de la courbure, représentant une espèce
de flexion, et possibilité de rendre au membre sa rectitude naturelle par
un léger effort en sens contraire. L'os une fois redressé, le blessé peut
mouvoir le membre dans tous les sens sans que la courbure reparaisse,
c'est du moins ce que jai observé une fois. ( Obs. 1.re )

La courbure incomplète ou arqûre des os longs a pour symptômes une
déformation permanente, quels que soient les mouvements que le blessé
imprime au membre. Cette difformité consiste en une concavité en forme
d'arc, plus ou moins étendue d'un côté, et en une tumeur largement
arrondie du côté opposé, sans mobilité dans aucun sens. L'impossibilité
de rendre au membre sa rectitude normale, au moins dans la majeure
partie des cas, par l'extension et la contre-extension, est un signe presque aussi constant de la courbure incomplète que l'arqûre permanente.

Les symptômes de la courbure de la clavicule diffèrent selon son siége
et selon que la cause est directe ou indirecte. En effet, si elle occupe la
courbure scapulaire de cet os dont la convexité est postérieure, à la
douleur, au léger abaissement de l'épaule qu'elle détermine après une
chute sur l'acromion, se fait remarquer un enfoncement très-notable dans
la courbure antérieure, courbure que l'on peut augmenter à volonté sans
trop faire souffrir le blessé. En appuyant avec le doigt sur l'enfoncement,
le chirurgien sent distinctement l'os fléchir sans percevoir la moindre
saillie osseuse qui puisse lui faire soupçonner une fracture. Dans les deux
cas que j'ai observés, je n'ai pu découvrir les moindres traces de fracture, ni pendant l'exploration, ni après la guérison. Les deux observations
que je cite ont eu pour siége cette région de la clavicule. ( Obs. 9 et 13. )

Mais s'il arrivait au contraire que l'extrémité sternale de l'os fût le
siége de la courbure, la cause ayant également porté sur son extrémité
scapulaire, alors au lieu d'un enfoncement on trouverait une tumeur
facile à déprimer et n'offrant au toucher aucune aspérité sensible. Dans
l'une et l'autre région, si la cause a porté directement sur le corps de
l'os, on trouvera l'enfoncement caractéristique de la courbure des os sans
extrémités libres, quand la tuméfaction des parties molles permettra de le
reconnaître. Le plus habile, dans ce cas, peut être induit en erreur et
diagnostiquer une simple contusion ou une fracture.

Tous les chirurgiens savent que les bandages contentifs les mieux appli-
qués dans la fracture de la clavicule n'empêchent pas, dans la majorité
des cas, le chevauchement des fragments d'avoir lieu, ce qui produit
après la guérison une saillie apparente à l'endroit de la fracture et un

raccourcissement visible de l'os. Rien de pareil ne se fait remarquer après la courbure de la clavicule.

Dans les courbures par causes indirectes, la douleur et la tuméfaction des parties molles avoisinant la courbure sont généralement peu remarquables ; il n'en est pas de même quand la cause a porté directement son action sur le corps de l'os.

Les symptômes de la courbure de l'os iliaque consistent : 1.° en un rapprochement plus ou moins considérable de son extrémité libre vers la cavité abdominale ; 2.° en un enfoncement très-remarquable, une espèce de vide au-dessus du grand trochanter. Ce déplacement, du reste, donne au bassin une forme très-disgrâcieuse qui frappe l'observateur le moins attentif. ( Obs. 2. )

La disposition particulière des os du crâne et des côtes fait qu'ils ne peuvent se courber que par l'action directe des corps vulnérants. La lésion de l'os, dans ce cas, doit être difficile à constater pendant les premiers jours de l'accident, attendu le gonflement inévitable des parties molles qui doit en résulter. Dans tous les cas, le symptôme unique sera l'enfoncement ou concavité à rebord arrondi et sans aucune aspérité sensible.

Les symptômes différentiels de la courbure accidentelle des os, mais en particulier des os longs et de leur fracture complète, sont, on le voit, très-faciles à saisir. Ainsi, dans la courbure incomplète, la difformité permanente est le seul symptôme que le chirurgien puisse recueillir ; il constate aussi le plus souvent l'impossibilité de faire fléchir l'os. Dans la courbure complète, il y a aussi déformation du membre, augmentant ou diminuant selon que l'on pratique l'extension ou la flexion de l'extrémité libre de l'os courbé. Mais dans l'une et l'autre variété de la courbure, on ne trouve cette mobilité dans tous les sens et surtout suivant l'épaisseur de l'os comme dans la fracture complète. La crépitation, le raccourcissement du membre, la déformation variable selon la position du fragment libre, et les douleurs augmentant aux moindres mouvements, symptômes presque toujours constants et réunis dans la fracture, font toujours défaut dans la courbure accidentelle ; l'inattention peut seule faire commettre une erreur de diagnostic.

Après la guérison, à telle époque que ce soit, on ne trouve jamais le cal des fractures, ni le raccourcissement du membre.

Il n'en est pas de même des signes différenciels de la courbure et de la fracture incomplète des os ; ils sont beaucoup plus obscurs et peuvent échapper à la sagacité du chirurgien, s'il n'a pas de notions bien précises sur ces deux maladies, qui ont dû être bien souvent confondues.

Ainsi on peut avancer, sans crainte d'être démenti, qu'il n'y a pas de fracture incomplète transversale reconnaissable sans courbure de la portion d'os restée intacte, autrement elle ne peut être soupçonnée ; mais qu'il se présente souvent à l'observation des courbures simples ou sans fracture d'aucune portion de l'os. C'est donc ces deux affections des os si difficiles à séparer dans la pratique que je veux m'efforcer de différencier, afin de les faire reconnaître aux chirurgiens. Comme je l'ai exposé ailleurs, l'arqûre se présente à l'observation sous une forme et des conditions si remarquables qu'elles excluent tout d'abord l'idée d'une fracture ; aussi les recherches les plus minutieuses pendant et après l'accident n'en font-elles découvrir aucune trace. Dans la courbure complète, au contraire, la forme plus ou moins anguleuse de la courbure et sa mobilité pourraient faire soupçonner une fracture incomplète ; mais l'âge du sujet, la facilité du redressement, la solidité de l'os à l'endroit de la courbure après le redressement, la facilité de reproduire la courbure et de la réduire de nouveau, l'extrême facilité d'augmenter cette courbure sans déterminer la fracture, et l'absence de toute trace de cal long-temps après la guérison, autorisent suffisamment le chirurgien à penser que dans ce cas aussi il n'y a pas de fracture.

Il semblerait rationnel d'admettre que, pour diagnostiquer sûrement une fracture incomplète transversale, il faille, après la reconnaissance de la courbure, seul symptôme qui puisse la faire supposer, que le chirurgien puisse constater les dentelures de l'extrémité des fragments ; hors de cette constatation, il n'y a que doute et incertitude. Dans ce cas, il doit lui paraître plus rationnel de reconnaître qu'il a sous les yeux une courbure plutôt qu'une fracture dont les principaux symptômes lui font défaut.

Cependant, lorsqu'aux circonstances d'une courbure anguleuse vient se joindre celle de l'âge déjà avancé du sujet, et qu'à l'aide d'une faible pression dans la concavité de la courbure ou d'un léger effort sur l'extrémité libre du membre, le chirurgien peut augmenter celle-ci facilement, il me semble en droit de soupçonner une fracture incomplète, quand même il ne pourrait percevoir la saillie des fragments à travers les parties molles, ce qui doit être toujours difficile.

Le pronostic de la courbure accidentelle des os, quel que soit son siége, est en général favorable. Non redressée, elle ne pourrait avoir pour conséquence qu'une difformité plus ou moins apparente qui gênerait peu les mouvements. Cependant, si elle était considérable et qu'elle eut pour siége les os du crâne, elle pourrait altérer les fonctions sensoriales, peut-être même compromettre la vie du blessé.

La courbure résultant du non-redressement des os pourrait-elle s'effacer avec le temps comme les courbures congénitales naturelles de certains os et des os des jambes en particulier? Je le pense, d'après les expériences que j'ai faites sur des jeunes animaux, et desquelles il résulte évidemment que des courbures poussées jusqu'aux dernières limites se sont redressées par le seul fait de l'élasticité des os et des contractions musculaires; mais dans un âge plus avancé et sur des courbures incomplètes, je ne voudrais point répondre qu'il en fût de même, je pense au contraire que ces courbures conserveraient leur direction vicieuse et qu'elles se solidifieraient définitivement; aussi, en pareille circonstance, j'appliquerais et je conseillerais d'appliquer sur les os courbés des attelles compressives qui en opéreraient à peu peu le redressement.

Le traitement de la courbure accidentelle consiste donc à rendre aux os leur rectitude normale et à prévenir sa reproduction.

Quand la courbure est simple, quels que soient son genre et son siége, on doit de suite procéder au redressement de l'os; c'est le précepte adopté par tous les praticiens, même par ceux qui ne voient dans la courbure qu'un symptôme de la fracture incomplète; mais quand elle est compliquée de tuméfaction plus ou moins considérable des parties molles et de fortes douleurs, la plupart des praticiens recommandent préalablement l'emploi des résolutifs et des narcotiques pour faire cesser ces accidents. Cette pratique, qui semble très-rationnelle, est bien réellement mauvaise et me paraît susceptible de devenir la cause occasionnelle de la fracture de l'os courbé, dans le redressement tardif, parce qu'alors la direction vicieuse des fibres osseuses aura eu le temps d'acquérir un dégré de solidité qui ne permettra plus à l'os d'être redressé. Le sujet de l'observation de M. Malgaigne s'est peut-être trouvé dans ce cas, et la réduction tardive bien exécutée, on n'oserait en douter, a eu pour résultat la fracture d'un des os.

Il me paraît donc démontré que, quels que soient le dégré de la courbure et la gravité de ses complications, le chirurgien devra procéder de suite au redressement de l'os.

Les chirurgiens qui ont observé la courbure accidentelle s'accordent tous à reconnaître qu'il est fort souvent difficile de rendre à l'os sa rectitude naturelle par de simples tractions opérées sur l'extrémité du membre, et même par la pression sur la convexité de la courbure. Évidemment, les praticiens n'ont entendu parler que de la courbure incomplète ou arqûre des os longs qu'ils ont tous observée, mais non de la courbure complète, qu'ils n'ont jamais vue et dont le redressement s'opère avec la plus grande facilité. La plupart l'ont opérée lentement à l'aide d'une ou de deux attelles maintenues en place par un bandage. Ce procédé, qui peut avoir de bons résultats, ne me semble rationnellement applicable qu'aux courbures anciennes, non susceptibles de redressement subit ; sur les courbures récentes, il peut manquer son effet par suite du glissement de l'attelle qui porte sur la convexité de la courbure. Il a aussi le grand tort de laisser dans l'esprit des assistants le doute le plus fâcheux sur les suites de la réduction de l'os, et d'enlever au chirurgien tout le prestige d'un redressement subit, d'une guérison presque instantanée, sans aucun profit pour le blessé.

Pour remplir la première indication dans la courbure des os longs seulement et en particulier dans l'arqûre, on peut avoir recours à trois procédés ou manœuvres qui mènent au même but le redressement instantané. Le premier consiste à faire opérer l'extension et la contre-extension ; pendant ce temps l'opérateur prend le membre blessé à pleines mains, les deux pouces appuyés sur la convexité de la courbure, alors il exécute avec les doigts de chaque main des efforts modérés en sens inverse de la courbure, les deux pouces pressant en même temps sur la convexité, jusqu'à ce que celle-ci soit complètement effacée. Cette manœuvre, passablement douloureuse quand les articulations ont été violemment contuses, demande encore de la part du chirurgien beaucoup d'attention pour ne pas dépasser le but qu'il se propose.

Le second consiste à opérer comme ci-dessus en s'abstenant de faire exécuter l'extension et la contre-extension. Ce procédé est celui qui est généralement adopté des chirurgiens et qu'ils ont formulé en précepte, parce qu'il a non-seulement l'avantage d'être exécuté sans aide, mais qu'il évite le tiraillement des articulations. Cependant il expose davantage le chirurgien à déterminer la fracture, privé qu'il est du secours de l'extension qui protège le blessé contre ses efforts.

Le troisième, que je leur ai substitué et que je mets depuis long-temps en pratique, occasionne beaucoup moins de douleurs aux blessés et dispense le chirurgien d'avoir recours à des aides. Il consiste à appliquer sur la convexité de la courbure une attelle solide de la longueur du membre, garnie d'une compresse épaisse de 8 centimètres de longueur, pour protéger la sensibilité des parties molles ; le chirurgien prend alors à pleines mains le membre et chaque bout de l'attelle contre laquelle il s'efforce de ramener les deux extrémités de l'arc décrit par l'os courbé, et instantanément il opère le redressement.

Ce procédé, que je n'hésite pas à proposer et à recommander à mes confrères, ne m'a jamais fait défaut. Avec lui je n'ai jamais rencontré de difficultés, et en un moment la courbure est réduite sans exposer le chirurgien à dépasser les limites des efforts nécessaires au redressement de l'os, et le blessé à une fracture. Je le crois donc applicable à tous les cas de courbure, mais encore à tous ceux qui présenteraient des signes de fracture incomplète.

Dans la courbure complète, le redressement de l'os est si facile, que le plus léger effort en sens inverse de la courbure l'accomplit.

Pour opérer le redressement de la courbure de la clavicule, il suffit de placer un coussin très-épais sous l'aisselle et de rapprocher le bras du tronc, comme dans la réduction de la fracture; s'il n'est pas complet, on passera le doigt indicateur derrière la courbure pour l'achever.

Dans la courbure de l'os iliaque, on devra coucher le blessé sur le dos, la hanche saine solidement maintenue par un aide, alors le chirurgien appuiera sur l'extrémité libre de l'os en faisant des efforts modérés en sens contraire de la courbure, jusqu'à ce que l'évasement de celui-ci soit égal à celui du côté opposé.

Quant à l'enfoncement des côtes, le chirurgien est obligé de l'abandonner aux seuls efforts de la nature, le redressement étant le plus souvent impossible et toujours plus dangereux que les suites du mal.

Il en sera de même de l'enfoncement léger des os du crâne; il peut exister toujours sans gêner les fonctions du cerveau. Mais si la courbure était profonde et que la convexité comprimât le cerveau au point de déterminer l'assoupissement ou quelques autres accidents graves, le chirurgien devra intervenir résolument en appliquant une couronne étroite de trépan qui put favoriser le redressement de l'os et faire cesser les accidents. Tout autre moyen serait inutile ou dangereux.

Le redressement de l'os opéré, est-il utile, absolument nécessaire, dans tous les cas, d'appliquer un bandage contentif? Oui, dans la courbure complète de l'os, quel que soit son siége, car la facilité avec laquelle on peut la reproduire doit engager le chirurgien à maintenir le redressement pendant une dixaine de jours, à l'aide d'attelles maintenues par un bandage, ou mieux avec un cylindre de carton amidonné soutenu par quelques tours de bande; il y aurait infailliblement légère difformité du membre si on agissait autrement. Mais dans la courbure incomplète ou l'arqûre, il ne doit pas en être tout à fait de même, attendu qu'une fois le redressement opéré, il faudrait une grande pression ou une nouvelle chute pour la renouveler; les simples efforts musculaires étant impuissants à la rétablir, il semble que l'opérateur puisse se dispenser de l'application toujours gênante d'un bandage. Cependant si la courbure était profonde et que l'élasticité de l'os ait été poussée jusqu'à ses dernières limites, il serait prudent, je pense, après le complet redressement, de protéger l'os à l'aide d'un bandage et d'attelles ou de carton, pendant une huitaine de jours seulement. On agira de même si, après les tentatives de redressement, l'os semble conserver une légère incurvation qui n'est souvent qu'apparente et due le plus souvent à la tuméfaction des parties molles du côté de la convexité.

Dans la courbure de la clavicule, il n'y a d'autre moyen à employer pour la maintenir réduite que l'application du bandage de la fracture de cet os, sauf l'épaulière du côté malade, et que l'on maintiendra en place pendant une dixaine de jours.

Dans la courbure des os larges, on peut et l'on fera bien de s'abstenir de tout bandage compressif.

---

# OBSERVATIONS

## De la Courbure accidentelle des Os.

### N.° 1.er

Le 13 janvier 1836, j'opérais la version d'un enfant volumineux sur M.me Letellier, de Launois (Ardennes), lorsqu'en voulant dégager le bras gauche de la vulve, je crus avoir appliqué mon doigt sur le pli du bras, et alors je fis des efforts pour l'extraire ; mais quels furent ma surprise et mon désapointement de le retirer ployé en deux, le coude en contact avec la région deltoïdienne. Je n'hésitai pas à annoncer aux parents la fracture de l'os du bras. Le cordon lié, je confiai l'enfant à une personne présente à l'accouchement, et m'occupai de la délivrance. L'accouchée au lit, je me mis en devoir de maintenir la fracture, dont l'existence ne me paraissait pas douteuse ; mais je ne tardai pas a être détrompé en apercevant l'enfant se débattre et agiter son bras gauche avec autant de facilité que le droit, il ne conservait plus aucune difformité ; je crus à une illusion et voulus m'assurer de la réalité de la déformation que j'avais primitivement reconnue, en essayant de la reproduire. Vainement je tentai de fléchir l'humérus en différents sens, il résista aux efforts craintifs et ménagés que je lui fis subir ; mais me rappelant le sens de la courbure primitive, je fis dans ce sens des efforts qui furent couronnés de succès, je parvins à reproduire la courbure ; la plus légère pression suffit pour le ramener de nouveau à sa rectitude normale, et l'enfant put le mouvoir sans apparence de gêne. Je fus convaincu dès lors que j'avais déterminé la courbure de l'humérus au lieu de la fracture, et que les tractions légères exercées par la garde avaient suffi pour en opérer le redressement.

Cette maladie étant nouvelle pour moi, et n'ayant vu sa description ni même son nom dans aucun traité de chirurgie, j'ai cru rationnel et prudent, malgré son peu de tendance à se reproduire spontanément, de maintenir ou plutôt de protéger cette courbure avec un cylindre de carton amidonné, soutenu par un bandage roulé. Dix jours plus tard, je levai l'appareil et ne trouvai aucune trace de courbure. Pendant six mois, j'ai visité de temps en temps le bras de cet enfant et n'ai pu constater aucune trace de cal.

## N.º 2.

En mai 1834, je fus appelé à Gruyères, près du nommé Bois, âgé de 5o ans, pour réduire une fracture de la clavicule. Je m'aperçus en appliquant le bandage qu'il existait une difformité très-apparente du bassin à gauche ; je pensai un moment qu'elle était le résultat de la chute qu'il avait faite quelques heures auparavant, mais il m'assura que non et qu'il portait cette difformité depuis son enfance, et qu'elle était, d'après ce qu'on lui avait rapporté, le résultat d'une chute ; elle consistait en un enfoncement considérable de la crête de l'os iliaque gauche, vers la cavité abdominale. Le déplacement de cet os laissait au-dessus du grand trochanter un vide remarquable, ce qui donnait au bassin une forme très-disgracieuse. Quoique le sujet fut fort maigre, je n'ai pu constater aucune trace de cal. L'âge du sujet à l'époque où l'accident s'est produit m'a fait penser, et avec raison je crois, que cette difformité n'étai: bien réellement que le résultat de la courbure de l'os iliaque.

## N.º 3.

Le 1o juillet 1836, le jeune Lapierre, de la Hobette, âgé de 4 ans, tomba d'un cheval sur la paume de la main gauche ; à l'instant il éprouva ıne vive douleur dans le poignet et l'avant-bras; il y avait difformité de cette partie, ce qui engagea les parents à me faire appeler. A mon arrivée, le poignet était gonflé et douloureux, et l'avant-bras dans son tiers inférieur présentait sur sa face dorsale une concavité très-large, et sur sa face palmaire une tumeur largement arrondie correspondant à la concavité. Je crus d'abord à une fracture et l'annonçai aux parents; mais un examen plus attentif ne me faisant trouver aucun des symptômes caractéristiques de la fracture, le souvenir de l'accident du jeune Letellier me vint à la mémoire, et je n'hésitai pas à reconnaître une courbure incomplète des os de l'avant-bras. Pour en opérer le redressement, je fis faire l'extension et la contre-extension, puis appuyant mes deux pouces sur la convexité de la courbure, l'avant-bras tenu à pleines mains, je fis avec elles des efforts en sens inverse de la courbure. Le redressement fut difficile, douloureux et incomplet; mais des attelles solidement main-tenues sur la courbure pendant douze jours ont complété la guérison. Le sixième jour après l'accident, le jeune blessé voulait qu'on le débarrassat de son bandage, ne sentant plus, disait-il, aucun mal.

<h3 style="text-align:center">N.º 4.</h3>

En juillet 1839, le jeune Vasson, de la Forge-Maillard, âgé de 6 ans, tomba de sa hauteur en courant; la main gauche porta violemment sur le sol; à l'instant il éprouva de la douleur dans l'avant-bras, et sa mère en visitant cette partie s'aperçut qu'elle était le siège d'une forte tumeur d'un côté et d'un grand enfoncement du côté opposé; elle se hâta de porter son enfant au chirurgien le plus près de sa demeure, celui-ci annonça une fracture et appliqua un bandage approprié. Huit jours passés, l'enfant se servant très-facilement de son bras maladè, on eut des doutes sur la réalité de la fracture; la mère me l'amena et me raconta ce qui s'était passé. A la facilité des mouvements que le blessé exécutait après huit jours seulement, à l'absence du moindre signe de fracture à une époque où le chirurgien peut toujours en constater l'existence, je n'hésitai point à déclarer à la mère que son enfant n'avait qu'une courbure des os de l'avant-bras. Ces os conservant encore une très-légère incurvation, je réappliquai le bandage avec les attelles et recommandai de les faire con-server encore huit jours. Au bout de ce temps, le bandage fut définiti-vement ôté et la guérison sans difformité était complète.

<h3 style="text-align:center">N.º 5.</h3>

Le 23 août 1841, je fus appelé à Clavy pour y donner des soins au jeune Waflard, âgé de 5 ans; il avait reçu quatre heures auparavant, à la partie supérieure gauche du front, un violent coup de pied de cheval qui lui avait fait une plaie transversale large et de laquelle pourtant il ne s'était écoulé que peu de sang. Immédiatement après l'accident, il était tombé dans un assoupissement profond duquel on n'avait pu le tirer, quoi qu'on ait fait. A mon arrivée, j'examinai attentivement la plaie et je découvris une fracture comminutive du bord supérieur de l'os frontal, plusieurs fragments d'os étaient mobiles au fond de la plaie, je pus m'assurer qu'aucun d'eux ne comprimait le cerveau. Ayant porté mes investigations vers la partie supérieure de la plaie dont les téguments étaient séparés de l'os, je sentis, en y promenant le doigt, un enfoncement considérable du bord pariétal auquel j'attribuai le coma dans lequel était plongé mon blessé. Malgré mes recherches, je n'ai pu découvrir aucune aspérité qui put me faire diagnostiquer une fracture avec enfoncement du pariétal, au contraire, le rebord arrondi demi-circulaire qui existait à la circonférence de l'enfoncement me persuada que j'avais affaire à une courbure du bord du pariétal. La fracture de l'os frontal me laissant la liberté d'introduire le bout d'un levier sous l'os déprimé, je pris de suite ma spatule et j'y introduisis le plus profondément possible l'extrémité de son manche recourbé, et à l'aide de mon doigt indicateur gauche, placé en travers, j'exécutai un mouvement de bascule qui releva la portion d'os enfoncée qui comprimait le cerveau. A l'instant même le petit blessé ouvrit les yeux et put répondre à mes questions. Pendant un mois je pansai le blessé et rien pendant ce temps n'a pu me dissuader qu'avec une fracture du bord supérieur du coronal, il n'ait eu aussi un enfoncement du bord antérieur du pariétal correspondant, produit sans doute par l'action persistante du coup de pied, immédiatement après le choc qui a produit la fracture.

## N.° 6.

Le 6 juillet 1844, la jeune Labouverie, de Clavy, âgée de 3 ans, tomba d'un meuble assez élevé sur le parquet; la paume de la main gauche reçut le premier choc. L'enfant témoigna ressentir une assez vive douleur dans tout le bras gauche, mais surtout dans l'avant-bras. On me fit tout de suite appeler et je constatai, dans le tiers supérieur de l'avant-bras, une difformité considérable. Elle consistait en une concavité étendue sur la face antérieure ou dorsale, et en une tumeur largement arrondie à l'opposé. L'enfant pouvait mouvoir son bras dans tous les sens, sans rien changer à la déformation et sans déterminer de douleurs appréciables.

Nulle mobilité ni aucun des symptômes de la fracture n'existaient à l'endroit de la courbure. Je fis remarquer aux parents que l'extension, en même temps que j'exerçais une légère pression sur la tumeur, ne changeait rien à la difformité, et je leur annonçai que la jeune blessée n'avait qu'une courbure des os de l'avant-bras. Pour en opérer le redressement sans danger de fracturer les os, l'idée me vint de me servir d'une forte attelle ; je l'appliquai donc garnie d'une compresse épaisse sur la convexité de la courbure, puis de mes deux mains je pris les extrémités de l'attelle et l'avant-bras, en serrant modérément je ramenai facilement les os en parallélisme avec elle ; alors le redressement était si complet qu'il était impossible d'apercevoir la moindre trace de la courbure. Je voulais dispenser la jeune enfant de porter un bandage, mais les parents la sachant très-remuante me prièrent de lui en appliquer un qu'elle garda dix jours.

## N.º 7.

En juin 1847, le jeune Villière, de Jonval, âgé de 10 ans, tomba d'un arbre élevé sur la paume de la main gauche ; il éprouva aussitôt une violente douleur dans tout le bras, mais surtout à l'avant-bras. Un chirurgien appelé constata ce qu'avait déjà remarqué la mère, qu'il existait une forte tumeur en dedans de l'avant-bras et un enfoncement en dehors à l'opposé. Il annonça qu'il y avait fracture des os de l'avant-bras et luxation de l'extrémité supérieure du radius ; il fit des efforts de réduction et appliqua un bandage en conséquence qui eut pour résultat, une vingtaine de jours après l'accident, de laisser apparaître assez distinctement une légère incurvation qui attestait qu'il n'y avait eu que courbure des os. A la partie supérieure du radius, il existait un chevauchement des fragments qui attestait qu'il y avait eu là fracture méconnue, mais déjà en partie consolidée. Je réappliquai le bandage sur le restant de la courbure, et six mois plus tard il me fut impossible de trouver sur la portion d'os courbée la moindre trace de cal.

## N.º 8.

Le 9 septembre 1849, le jeune Cordier, de Launois, âgé de 2 ans, fit en courant une chute sur la main gauche ; à l'instant il ressentit de la douleur dans l'avant-bras qu'il refusait de laisser toucher. On me l'amena de suite et je constatai qu'il avait à l'avant-bras une arqûre considérable occupant la partie moyenne ; la concavité siégeait à la face dorsale et la convexité à la face opposée. L'absence de tout symptôme de fracture me fit diagnostiquer une courbure incomplète ; j'opérai donc en conséquence et j'obtins de suite le redressement complet des os. Comme cet enfant était presque sous mes yeux, je m'abstins d'appliquer aucun bandage contentif, et il guérit parfaitement et sans la moindre difformité.

## N.° 9.

Le 30 août 1850, le jeune Ledon, de Barbaise, âgé de 4 ans, fut renversé violemment par un veau ; il tomba l'épaule gauche contre le sol et se plaignit fortement d'une douleur dans cette partie et dans le cou qu'il avait peine à mouvoir ; on me l'apporta aussitôt. En l'examinant, je m'aperçus qu'il avait l'épaule gauche plus basse que la droite ; quand on touchait cette région et les environs du cou correspondant à la clavicule, il témoignait éprouver une vive douleur, cependant il n'y avait ni rougeur ni déchirure de la peau. A la partie supérieure et interne de l'épaule existait une saillie très-apparente, je reconnus que c'était l'extrémité scapulaire de la clavicule soulevée et mobile ; il y avait évidemment là une luxation incomplète. Un peu plus loin, en face de la courbure scapulaire de la clavicule, existait un enfoncement très-visible qu'on ne remarquait pas au côté droit et que je pouvais facilement augmenter par la pression avec le doigt sur la courbure, et tout aussi facilement en refoulant l'épaule vers le cou. J'ai senti très-distinctement l'os fléchir et s'enfoncer par la pression, mais je n'ai pu percevoir d'aucun côté de ces saillies ou aspérités que laissent sentir les fragments des os chevauchant l'un sur l'autre, surtout dans la fracture de cet os produite par une cause indirecte. Je diagnostiquai donc une courbure de la clavicule que j'observais pour la première fois et peut-être le premier cas cité dans la science, puis une luxation incomplète de l'extrémité scapulaire de la clavicule. Pour opérer le redressement, je mis ma main gauche fermée sous l'aisselle et rapprochai le bras du tronc, à l'instant l'enfoncement diminua, mais ne disparut complètement que lorsque j'eus passé mon doigt indicateur derrière l'os pour presser la convexité ; j'appliquai le bandage de Desault avec addition d'une compresse amidonnée et d'une attelle compressive pour maintenir la luxation ; plusieurs tours de bande allant du coude et de l'avant-bras sur l'épaule soutinrent cet appareil pendant douze jours, après quoi toutes traces de courbure et de luxation avaient disparues. Dernièrement j'ai examiné la clavicule de cet enfant et six ans étant écoulés, elle ne présente aucun indice de cal.

## N.° 10.

Le 6 mars 1852, M.ᵐᵉ Bajot, de Montigny, me présenta son enfant, âgé de 10 jours; il avait eu, me dit-elle, le bras gauche cassé en naissant, par la maladresse de la sage-femme qui, en voulant précipiter la sortie des épaules de l'enfant dans un accouchement par la tête, avait déterminé cet accident. Le bras était encore enfoui dans un bandage mal appliqué qui une fois enlevé me laissa voir vers le tiers supérieur du bras une tumeur légèrement coudée, et à la face interne, c'est-à-dire sous l'aisselle, une concavité très-légère; nul gonflement, nulle mobilité dans le sens opposé à la courbure. Aucun des symptômes de la fracture n'existant, j'essayai d'augmenter cette courbure par une pression lente et j'y parvins facilement. Malgré cet examen et la légère difformité qui existait encore, l'enfant agitait son bras sans paraître gêné, et par l'absence de ses cris, il témoignait bien ne pas éprouver de souffrance. Évidemment cet enfant n'avait eu qu'une courbure de l'humérus dont il conservait encore des traces bien visibles; mais avait-elle été complète, c'est ce que je suppose, vu la cause occasionnelle, l'âge du sujet et la résistance que l'humérus aura rencontré dans le cercle de la vulve. C'est le pendant de ma première observation, avec cette différence que l'accident m'est arrivé après la version, tandis qu'ici l'accouchement était naturel et par la tête. Aussi le sens de la courbure dans ces deux observations n'est pas le même; les causes qui les ont déterminées ayant agi dans deux sens opposés. Le redressement fut prompt et facile au moyen de mon attelle que je crus devoir employer, et l'accident n'eut pas d'autre suite.

## N.° 11.

Le 12 août 1854, la jeune Hulot, de Villers-le-Tourneur, âgée de 8 ans, fit une chute d'au moins quatre mètres de hauteur, ses deux mains portèrent en même temps sur le sol; une violente douleur succéda à cette chute et se fit sentir en même temps dans les poignets et les deux avant-bras qui furent en même temps le siége d'une difformité frappante qui décida ses parents à me l'amener sur le champ. En effet, il résulta de mon examen que cette jeune fille portait sur le tiers inférieur de chacun des avant-bras une concavité large et profonde sur la face externe ou dorsale, et une tumeure arrondie sur la face palmaire. Du côté droit, je ne pus reconnaître aucun des signes de la fracture, mais du côté gauche, outre la courbure évidente du radius, j'ai cru reconnaître une mobilité, un déplacement suivant l'épaisseur de l'os qui m'a fait croire à la fracture du cubitus.

Dans ces deux cas, j'opérai de suite le redressement et avec facilité, puis j'appliquai les attelles, modérément serrées à droite, plus fortement à gauche; je les laissai dix jours en place sur l'avant-bras droit et vingt-cinq jours sur le gauche. Aucune difformité n'est résulté de cette double courbure accidentelle, compliquée d'un côté de fracture d'un des os de l'avant-bras. J'ai revu et examiné plusieurs fois la jeune Hulot, et j'avoue que, malgré mes recherches, je n'ai pu trouver le cal de la fracture que j'ai cru exister.

## N.º 12.

Le 3o juin, à huit heures du soir, Jean-Baptiste Vallé, âgé de 9 ans, de la commune de Gruyères, tomba de sa hauteur en courant dans un endroit en pente rapide; sa main gauche porta violemment sur le sol, aussitôt il ressentit une violente douleur dans l'avant-bras dont il n'a plus su se servir. On m'envoya chercher de suite, et je constatai que l'avant-bras gauche présentait une forte courbure dont la concavité large et profonde occupait au moins les deux tiers moyens de l'avant-bras du côté externe ou dorsal, et sa convexité fortement arrondie et étendue au côté opposé, nulle mobilité, enfin aucun signe de fracture ne se laissait apercevoir dans cette difformité. J'annonçai aux parents que leur fils n'avait qu'une courbure des os de l'avant-bras; pour les persuader, je fis prendre au jeune blessé un litre en grès, vide, et je lui fis soulever cet objet déjà lourd au bout de son bras tendu. La réduction eut lieu instantanément et presque sans douleur. J'appliquai cependant deux attelles et un bandage qui resta en place pendant dix jours. Avant ce temps le blessé avait senti le besoin de se débarrasser de ses attelles et les avait arrachées.

## N.º 13.

Le 17 juillet 1855, Ernestine Barré, âgée de 4 ans, de la commune de Raillicourt, poussée violemment par un autre enfant, tomba sur l'épaule gauche et se plaignit de suite de douleur dans cette partie, mais particulièrement entre l'épaule et le cou de ce côté. Je vis la petite blessée le lendemain, elle souffrait toujours des mêmes endroits et portait l'épaule gauche un peu plus basse que celle du côté droit, et la tête un peu penchée du côté du mal; elle pouvait cependant se servir de son bras sans trop de gêne, mais quand on la forçait à le lever haut, ce qu'elle pouvait cependant faire, elle souffrait près de l'épaule. La poitrine et le cou mis à nu, je vis une légère tuméfaction de la peau, vis-à-vis de la courbure scapulaire de la clavicule ; un peu en arrière existait un enfoncement remarquable ; l'épaule était visiblement plus basse que l'autre, et cependant la tête étant fortement relevée elle pouvait facilement porter sa main à son front et faire le signe de la croix sans difficulté. Malgré ces symptômes équivoques, je crus à une fracture de la clavicule sans déplacement des fragments, comme j'avais eu plusieurs fois l'occasion de l'observer ; mais en voulant me convaincre entièrement, je portai le doigt dans l'enfoncement dont j'ai parlé, et par une pression lente mais continue, j'ai fait fléchir l'os très-distinctement sans percevoir aucune extrémité d'os ni aspérité quelconque. Je fus donc forcé de reconnaître que j'avais affaire à une courbure de la clavicule et non à une fracture, comme je le pensais. Pour redresser cette courbure, je pris un livre épais qui me tomba sous la main et je le plaçai sous l'aisselle du côté malade ; alors, rapprochant le bras du tronc, je fis disparaître à l'instant la plus grande partie de l'enfoncement cité qui s'effaça complétement en portant le doigt indicateur derrière la courbure. Le bandage de Desault fut appliqué et maintenu en place pendant huit jours ; ce temps a suffi pour empêcher la reproduction de la maladie.

## N.º 14.

Turquin, Firmin, de la Basse-Naugerain, commune de Viel-St.-Remy, âgé de 4 ans, fit une chute de sa hauteur le 2 août 1855 ; la main droite porta sur le sol ; il se releva seul sans témoigner trop de douleurs et se servit de sa main jusqu'au lendemain sans qu'on se douta de rien ; alors seulement sa mère s'aperçut qu'il prenait de la main gauche tous les objets qu'on lui présentait ; il n'accusait cependant que très-peu de douleurs à l'avant-bras, quoiqu'il existât un gonflement assez considérable de cette partie ; le lendemain dans l'après-midi on me le fit voir, et je constatai, outre la tuméfaction de la peau, une difformité très-apparente consistant en une concavité située à la partie moyenne et externe de l'avant-bras, et en une tumeur parfaitement arrondie à la face opposée. En cherchant s'il y avait mobilité ou crépitation des fragments, je m'aperçus que je faisais très-facilement fléchir les os dans le sens de la coubure au point de l'augmenter visiblement. Rien dans cette mobilité ou plutôt cet enfoncement ne ressemble à la mobilité des fragments d'une fracture qui, en s'enfonçant sous la pression, laissent sentir l'extrémité du fragment opposé. J'ai eu évidemment ici une courbure des os de l'avant-bras. Le redressement opéré, l'avant-bras fut maintenu pendant six jours seulement dans un bandage ; pendant ce temps, le gonflement des parties molles a disparu, et le blessé s'est servi de son membre sans la moindre gêne.

## N.° 15.

Le 31 août de la même année, à la suite d'une nouvelle chute sur la main droite, l'avant-bras se courba de nouveau, et je fus obligé de redresser les os et de réappliquer le bandage contentif. A cette époque pourtant le jeune Turquin se servait de son bras sans éprouver la moindre gêne dans les mouvements.

Jurine, de Genève, cite un cas tout-à-fait analogue au précédent.

## N.° 16.

Le 1.er juin 1856, Jules Henry, de la commune de Jandun, âgé de 14 ans et d'une bonne constitution, reçut dans le creux de la main gauche, l'avant-bras étant demi fléchi et le coude appuyé contre un mur, le choc d'un brancard de voiture, qui lui pressa violemment l'avant-bras selon sa longueur ; à l'instant il ressentit d'assez vives douleurs dans le poignet et l'avant-bras. Je fus appelé sur le champ et je visitai le blessé avec mon fils, chirurgien-major au 57.e de ligne ; ce qui nous frappa tout d'abord, ce fut la difformité qui existait dans le tiers inférieur de l'avant-bras ; elle consistait, comme toujours, en une concavité étendue, fort bien caractérisée sur la face dorsale ou externe, et en une convexité également arrondie à l'opposé. Le blessé pouvait, sans trop souffrir, soulever son bras et exécuter de légers mouvements de pronation et de supination sans augmenter ni diminuer la courbure ; malgré les recherches les plus minutieuses que nous fîmes l'un et l'autre, nous ne pûmes découvrir le plus léger symptôme de fracture. Au risque de déterminer la fracture des os et dans le but de constater si réellement elle existait incomplète du côté de la convexité, je pris l'avant-bras à pleines mains et j'appuyai assez fortement avec mes deux pouces dans la concavité de la courbure sans avoir pu l'augmenter ; les os, quoiqu'assez fortement courbés, ont résisté à la pression que je leur ai fait subir, ce qui n'aurait pas eu lieu si une fracture incomplète avait existé. Il nous parut donc évidemment démontré que le jeune Henry avait une courbure accidentelle des os de l'avant-bras des mieux caractérisée. Le redressement de cette courbure fut prompte, mais il me fallut presser fortement l'attelle contre l'avant-bras. Je suppose que si j'avais été, dans ce cas, réduit à employer le procédé ordinaire, j'aurais éprouvé les plus grandes difficultés a opérer le redressement, et que peut-être je n'y serais parvenu qu'incomplétement.

# DU TIC CHEZ L'HOMME

( OU HABITUDE VICIEUSE D'INGÉRER DE L'AIR ),

## CONSIDÉRÉ COMME CAUSE OCCASIONNELLE D'ACCIDENTS SIMULANT DES MALADIES GRAVES DES ORGANES DIGESTIFS.

S'il est bien souvent difficile aux praticiens de déterminer d'une manière certaine, exacte, la nature des maladies de l'estomac et du tube digestif, il arrive aussi très-fréquemment que l'étiologie de ces maladies leur échappe complétement, et qu'ils en sont réduits sur ces deux points essentiels en médecine pratique aux conjectures et aux tatonnements dans le traitement.

Il est cependant de la plus grande importance pour le médecin d'être exactement renseigné sur les causes de certains accidents qui semblent d'une extrême gravité, parce qu'ils simulent ceux de maladies graves, et que pourtant ces accidents cessent promptement quand la cause qui les occasionne et les entretient peut être éloignée ou détruite complétement.

L'introduction de l'air dans l'estomac pendant la déglutition des aliments et des boissons est connue de tous les médecins; cet air contribue avec les gaz fournis par la décomposition des aliments dans les voies digestives à constituer cet état particulier désigné sous le nom de flatuosités. Elles sont quelquefois très-fatigantes pour certaines personnes d'une constitution débile, mais en général on peut dire qu'elles sont naturelles à l'homme et qu'elles ne constituent pas un état maladif dangereux.

Cependant parmi les causes capables de produire des troubles sérieux dans les fonctions digestives, au point de simuler des maladies graves de l'estomac et des intestins, il en est une que je crois ignorée du plus grand nombre des médecins; du moins que je sache, aucun traité de médecine ni les écrits périodiques n'en font mention.

Je viens donc signaler aux praticiens *l'ingestion de l'air en grande quantité dans l'estomac par un véritable acte de déglutition*, comme la cause occasionnelle d'accidents graves que j'ai eu souvent à observer et à traiter. Cette déglutition d'air qui peut, au gré de celui qui l'exécute et quelquefois sans sa participation apparente, sans qu'il en ait la cons-

4

cience, se répéter fréquemment et constituer par sa répétition une habitude vicieuse, un véritable tic enfin qui tourmente beaucoup les malades par les accidents qu'il occasionne, peut mettre très-souvent le médecin dans un grand embarras.

J'ai donné à cette habitude vicieuse le nom de *tic*, parce qu'il m'a semblé qu'il s'exécutait à peu près de la même manière que celui du cheval, quoiqu'avec plus de promptitude, mais sans faire entendre un bruit aussi distinctif.

Pour exécuter cet acte de déglutition, le malade ferme hermétiquement la bouche et presse, avec la langue qu'il élève, la colonne d'air contenue dans la cavité de la bouche et de l'arrière-bouche ; à ce moment le larynx s'élève légèrement pour favoriser la descente de l'air dans l'œsophage, en lui fermant l'entrée dans les poumons par l'abaissement de l'épiglotte.

Cette habitude vicieuse peut durer fort long-temps sans être soupçonnée ni aperçue du médecin, sans que le malade lui-même se doute que c'est elle qui est la véritable cause de son mal et en avertisse son médecin.

Cette habitude se développe le plus souvent pendant le cours d'une légère affection des organes digestifs, quelquefois aussi pendant les crises hystériques, c'est du moins ce que j'ai observé, et presque tous les malades m'ont assuré que c'était dans le but de se soulager de pesanteur incommode à l'épigastre qu'ils avaient contracté ce tic. Chose remarquable, c'est que pas un seul ne m'a parlé de cette manœuvre et qu'il m'a fallu la découvrir chez tous.

Il arrive quelquefois aussi que ce tic se développe pendant le cours de maladies fébriles graves et devient une complication sérieuse ; c'est ce que j'ai eu l'occasion d'observer plusieurs fois dans une épidémie de fièvre typhoïde ; les éructations fréquentes et fatigantes, les vomissements répétés de mes malades m'ont mis de suite sur la voie de la cause qui les occasionnait ; le léger abaissement de la tête pendant la déglutition de l'air, et le bruit léger qu'il produisait en descendant dans l'œsophage venaient confirmer mes prévisions. Mes recommandations et celles des gardes-malades chargées de les leur rappeler m'en ont fait triompher toujours sans le secours d'aucun remède.

L'introduction de l'air dans l'estomac en trop grande quantité produit d'abord des éructations fréquentes et quelquefois très-bruyantes, de la pesanteur et un sentiment de gêne dans la région épigastrique, souvent même des vomissements de liquides ou de matières alimentaires. Un peu plus tard, si cette habitude se perpétue, ces accidents augmentent et se répètent fréquemment ; les intestins se météorisent, l'abdomen devient douloureux au toucher et les malades ressentent un grand abattement physique et moral. Dans quelques cas, rares sans doute ; les vomissements d'abord composés d'aliments mal digérés et de liquides inodores peuvent revêtir l'odeur des matières stercorales ; ces matières peuvent elles-mêmes en faire partie.

La prolongation de cette habitude et de ces accidents peut avec le temps, dans quelques circonstances exceptionnelles, produire des dérangements graves des fonctions digestives, de la maigreur accompagnée d'une pâleur jaunâtre de la peau, de la constipation, qui peuvent induire les praticiens en erreur et leur faire croire à une maladie organique de l'estomac ou des intestins, tandis qu'ils n'ont affaire qu'à des troubles fonctionnels occasionnés par une cause physique. Dans ces circonstances, les malades dont le moral est abattu se croient voués à une mort certaine, parce qu'aucune médication n'a réussi à calmer les accidents qui les tourmentent.

Dans les cas les plus graves qui se sont présentés à mon observation, il m'a suffi de recommander aux malades de cesser leurs manœuvres, pour triompher presqu'à l'instant des accidents dont ils se plaignaient. Puis je m'occupais à combattre l'affection concomitante qui me paraissait avoir contribué à développer l'habitude vicieuse, par un bon régime et des boissons toniques.

Quand ce tic survient dans les maladies aiguës, il suffit d'empêcher les malades d'avaler de l'air pour triompher des accidents.

Il m'a donc paru utile de faire connaître à mes confrères une cause de troubles sérieux des fonctions digestives, qui pourrait les embarrasser quelquefois, comme il m'est arrivé, parce que je la crois inconnue du plus grand nombre d'entre eux.

Entre un très-grand nombre de cas de ce tic qui se sont présentés à mon observation, je vais en rapporter quelques-uns qui m'ont frappé entre tous.

## N.° 1.<sup>er</sup>

En 1836, le nommé Legros, cantonnier à Neuvizy (Ardennes), était atteint d'un embarras gastrique qui semblait devoir bientôt disparaître, quand il contracta l'habitude d'avaler de l'air en grande quantité par un véritable mouvement de déglutition. Aussitôt des éructations bruyantes survinrent, le ventre se ballonna, et l'appétit qui avait commencé à se faire sentir se perdit de nouveau ; des vomissements liquides s'établirent et le météorisme augmenta sensiblement, et des douleurs se développèrent dans tout le trajet du tube digestif. Il y avait chez ce malade beaucoup d'abattement physique et moral, et un peu de fièvre. Après trois semaines de persévérance de ces accidents et des manœuvres qui les entretenaient, je finis par m'apercevoir que mon malade exécutait un véritable acte de déglutition d'air, et qu'immédiatement après il avait des éructations bruyantes suivies de vomissements. Ce fait me parut curieux et nouveau, car je ne me rappelais pas l'avoir encore observé ; je lui fis donc répéter trois ou quatre fois de suite et toujours avec le même résultat, ce qui me convainquit que tous les accidents que j'avais combattus vainement et par tous les moyens possibles pendant trois semaines n'étaient dûs qu'à cette cause.

J'engageai fortement le malade, qui ne pouvait croire que cette habitude fût la cause de son mal, à cesser complétement d'avaler de l'air comme il le faisait constamment ; pour plus de sûreté, je le fis surveiller attentivement par sa femme pendant vingt-quatre heures, avec recommandation, s'il n'avait pas la force de vaincre son tic, de lui maintenir quelque chose entre les dents pour l'empêcher de fermer la bouche ; pendant cet espace de temps, mon malade n'eut plus que de rares éructations et les vomissements cessèrent, ainsi que les borborygmes et la tuméfaction du ventre. Après huit jours, il ne restait plus de trace de tous ces accidents qui m'avaient un moment parus formidables, et le malade put manger et boire sans éprouver de maux d'estomac ni de vomissements.

### N.º 2.

Pendant le cours d'une dyspepsie légère, M. Béagnon, âgé de 60 ans, directeur de la poste aux lettres de Launois, avait contracté l'habitude d'avaler de l'air en assez grande quantité pour se soulager, m'a-t-il dit, d'une pesanteur d'estomac continuelle. Après une quinzaine de jours pendant lesquels il éprouva des éructations fréquentes, des borborygmes et des vomissements, surtout après ses repas, il consulta son ancien médecin qui lui prescrivit un régime analeptique, des toniques et l'usage de l'eau de Vichy ; il employa le tout inutilement pendant un mois. Enfin, il me fit appeler et me raconta toutes les tortures physiques et morales qui l'assiégeaient. Malgré le régime et le traitement, son mal allait toujours en empirant ; cependant il n'avait pas encore perdu complétement l'appétit, et ce fut pendant un de ses repas que je le visitai ; je fus d'abord frappé de sa maigreur, parce que je l'avais toujours vu assez gras, et de son teint jaune paille ; il était sans fièvre. Pendant qu'il m'exposait fort en détail tous les symptômes de son mal, je remarquai que M. Béagnon exécutait toutes les cinq minutes au moins comme un mouvement de déglutition, en abaissant légèrement le menton vers la poitrine ; quelques instants plus tard, des éructations bruyantes survenaient ; ce fut un trait de lumière pour moi. L'observation de Legros me revint en mémoire et me fit espérer que j'aurais ici le même résultat, malgré la détérioration apparente du sujet ; mon attente ne fut pas trompée, et M. Béagnon fut entièrement débarrassé des accidents qui le tourmentaient le jour même où il cessa d'ingérer de l'air. Un bon régime et un exercice approprié à ses forces lui rendirent bientôt l'embonpoint qu'il avait perdu.

N.º 3.

Le 17 octobre 1850, le jeune Hubert, du Fort-Mahon, commune de Launois, reçut un violent coup sur la tête qui produisit une plaie au cuir chevelu. Rien n'annonçait que cette blessure put devenir grave. Deux jours plus tard on vint me chercher. Il se trouvait, me dit-on, dans un état de souffrance assez inquiétant. Quand je le vis, je le trouvai abattu, ayant un peu de fièvre ; mais ce qu'il y avait surtout de remarquable dans son état, c'était les vomissements souvent répétés et toujours précédés d'éructations assez bruyantes. J'observai soigneusement ce blessé et n'eus point de peine à reconnaître la cause de tous ces accidents, ils étaient visiblement occasionnés par une ingestion presque continuelle d'air. Je lui fis observer qu'il devait s'abstenir d'exécuter la manœuvre à laquelle il se livrait, parce qu'elle était la cause occasionnelle des accidents que lui et ses parents attribuaient à sa blessure. Je restai une heure près de lui pour l'observer et le surveiller ; mais d'après mes recommandations il cessa d'avaler de l'air, et pendant mon séjour et après il n'eut plus d'éructations ni de vomissements.

N.º 4.

Adolphine Lambert, de Warby, âgée de 16 ans, non réglée, bien constituée, avait toujours joui d'une bonne santé jusqu'en octobre 1854, époque à laquelle elle commença à éprouver quelques légers dérangements dans les digestions qui s'accompagnèrent un peu plus tard d'éructations fatigantes, surtout après les repas ; cependant l'appétit se maintint bon, mais les digestions devinrent de plus en plus pénibles et les éructations se compliquèrent de vomissements ; les matières rendues, d'abord composées d'aliments mal digérés et inodores, prirent plus tard une odeur insupportable, même pour les assistants qui trouvaient que cette odeur était à peu près celle des matières fécales. Cet état dura jusqu'en février 1855, sans trop inquiéter ses parents ni sans altérer visiblement sa santé générale, car son teint était bon, ses chairs assez fermes et ses forces assez bien conservées; elle pouvait enfin se livrer aux travaux du ménage. Quatre mois plus tard, à cet appareil de symptômes vint s'adjoindre une cardialgie violente; alors les vomissements devinrent plus fréquents, les éructations et les borborygmes plus bruyants, l'odeur des matières vomies était plus insupportable pour elle et les assistants, au point qu'elle était forcée dans ces moments de crises de s'éloigner de ses proches, les éructations elles-mêmes avaient contracté cette odeur.

Malgré cet appareil de symptômes vraiment effrayants, les parents de la malade n'avaient fait que peu de choses pour y porter remède, attendu leur état de pauvreté et parce que la jeune fille conservait une apparence de santé et des forces, et qu'après ces secousses elle pouvait manger de nouveau en petite quantité et conserver quelquefois ses aliments; les liquides surtout occasionnaient les plus violentes tracasseries.

C'est en octobre 1855, un peu plus d'un an après l'explosion de sa maladie, qu'elle vint me consulter et m'en raconter l'histoire. Pendant une heure au moins que j'ai passée avec elle à l'écouter et à l'examiner, j'ai pu me convaincre de la vérité de son rapport; en effet, elle avait à chaque instant des éructations assez bruyantes, malgré tout ce qu'elle fit pour les empêcher; elle n'eut point cependant de vomissements; des borborygmes continuels faisaient entendre, en approchant l'oreille de l'abdomen, comme un bruit de voiture roulant sur des cailloux; elle se plaignait plus que jamais de ses douleurs d'estomac et de la constipation; le ventre palpé ne m'offrit qu'un ballonnement assez marqué, mais sans offrir d'engorgement viscéral dans aucun point. Ce qui me frappa surtout dans le courant de notre conversation, c'est qu'après chaque phrase elle s'arrêtait comme pour exécuter un mouvement de déglutition rapide, appréciable par un léger abaissement de la tête et le rapprochement des deux lèvres; immédiatement elle avait une éructation en rapport avec la quantité d'air introduit dans l'estomac. Malgré la gravité apparente des accidents qui tourmentaient cette jeune fille, je pensai tout d'abord qu'ils étaient occasionnés par la fatale habitude qu'elle avait contractée d'avaler de l'air presque continuellement; je tins à m'en assurer en lui recommandant de s'observer sévèrement pendant huit jours et d'éviter la moindre ingestion d'air. Observa-t-elle bien exactement ma prescription, c'est dont je ne puis répondre; mais au bout de ce temps elle revint me voir avec sa mère, et toutes deux m'affirmèrent que dans cet espace de temps elle n'avait eu que deux vomissements et quelques légères éructations, et qu'en somme la malade se trouvait mieux et mangeait de meilleur appétit. Persuadé que j'avais reconnu la véritable cause du mal de cette fille, je l'engageai à s'observer encore pendant long-temps, afin de détruire la mauvaise habitude qu'elle avait contractée; en même temps je lui prescrivis un bon régime et l'usage d'un peu de vin amer. Sa cardialgie la tourmentant encore, je lui administrai le sous-nitrate de bismuth à la dose d'un gramme additionné de deux centigrammes d'opium en poudre, deux fois le jour. Après huit jours de ce traitement, la malade me fit savoir qu'elle était bien et qu'elle se croyait entièrement débarrassée de ses accidents. Depuis cette époque je n'ai plus reçu de ses nouvelles.

## N.º 5.

Le 11 novembre 1855, je visitai M.me Dapremont, de Villers-le-Tourneur; elle entrait en convalescence d'une fièvre tierce qui avait nécessité l'emploi du sulfate de quinine. Depuis trois jours elle se plaignait d'inappétence et d'éructations très-fréquentes accompagnées de vomissements qui ne lui laissaient aucun repos. Le troisième jour l'appétit la tourmentait, mais elle ne pouvait prendre d'aliments qu'ils n'étaient à l'instant rejetés par les vomissements, mais toujours précédés d'éructations. Pendant une demi-heure que je restai près d'elle pour l'examiner, je m'apperçus qu'elle exécutait fréquemment les mouvements caractéristiques de la déglutition de l'air, et qu'aussitôt les éructations et les vomissements avaient lieu; je lui en fis la remarque et elle me répondit que ce qu'elle faisait là n'était que dans le but de se soulager l'estomac du poids qui l'opprimait; sa fille qui la gardait s'était bien aperçu qu'elle se livrait à une manœuvre qui lui paraissait extraordinaire, mais qui précédait toujours ses vomissements et ses rots; elle s'était proposé de m'en parler. Enfin, ces éructations, ces vomissements, cette pesanteur d'estomac, qui empêchaient l'estomac de recevoir les aliments et de les digérer, tous ces accidents, dis-je, qui inquiétaient et la malade et ses proches, se sont évanouis par la cessation de l'acte qui les occasionnait. Deux jours plus tard elle en avait perdu le souvenir.

# MÉMOIRE



SUR LA

## PHLÉBITE CAPILLAIRE,

**VULGAIREMENT DÉSIGNÉE SOUS LE NOM D'ÉRYTHÈME NOUEUX.**

La maladie décrite par Willan et Batemann sous le nom d'érythème noueux est-elle bien réellement une maladie de la peau, une variété de l'érythème, comme le prétendent ces dermatologistes et comme semblent l'accepter jusqu'à ce jour par leur silence tous les médecins? Assurément non, et je pose en fait que tout médecin qui assistera au début de cette affection et qui en étudiera soigneusement toutes les phases restera convaincu que la rougeur de la peau n'est que le dernier terme de cette affection, et qu'elle n'en est qu'un symptôme; que les phases diverses que subit cette rougeur ne sont que l'expression des divers degrés d'une inflammation située plus profondément, et dont le siége exact primitif a été méconnu jusqu'à ce jour. Cette maladie enfin n'est pas plus une variété de l'érythème qu'une forme de l'erysipèle phlegmoneux, comme le prétendent quelques nosologistes.

L'érythème du reste est une maladie si légère, si fugace, qu'elle ne peut en aucune manière avoir de rapport avec celle qui m'occupe et qui occasionne assez souvent un état de souffrance locale et générale, inquiétant et prolongé.

L'erysipèle phlegmoneux, par ses symptômes, sa marche et sa terminaison, exclut toute idée d'assimilation avec la phlébite capillaire. Les tumeurs d'ailleurs que l'on observe dans cette maladie et qui en font le caractère essentiel pathognomonique ont toujours quelque chose d'insolite, de bizarre dans leur marche, et surtout leur terminaison qui aurait dû donner l'éveil aux praticiens et leur faire soupçonner leur véritable siége. Il y a en effet quelque chose de remarquable dans cette dureté noueuse se développant de dedans en dehors, et qui paraît après quelques jours se ramollir et passer à la supuration, et qui pourtant ne se termine jamais par un abcès s'ouvrant à l'extérieur; puis cette rougeur quelquefois bleuâtre qui apparaît autour des tumeurs les plus saillantes et les plus

étendues en largeur, qui disparaît pour faire place à une teinte jaunâtre
et comme maculée de la peau , absolument comme il arrive après la
résorption du sang dans les ecchymoses. Tout cet appareil de symptômes,
accompagné de douleurs, d'abattement et de fièvre , indique bien cer-
tainement aux médecins quelque chose de plus grave qu'un érythème.

Ce qui a pu pendant long-temps donner le change aux médecins sur
le véritable siége de cette maladie, c'est d'une part la spontanéité de son
développement en opposition flagrante avec la cause presque toujours
traumatique de la phlébite des troncs veineux, de l'autre la résolution
du moins apparente des tumeurs qui la constituent, malgré les signes d'une
apparente suppuration, enfin de l'issue toujours heureuse de cette maladie,
même dans les cas les plus graves, tandis que dans la phlébite des troncs
veineux, même de troisième ordre , elle est souvent dangereuse , quelquefois mortelle.

A quelles causes peut-on rationnellement attribuer la bégnité et l'issue
toujours heureuse de la phlébite capillaire spontanée? Je ne saurais le
dire ; mais je soupçonne que l'absence du contact de l'air pourrait bien
être pour quelque chose dans cette heureuse et invariable terminaison ;
en effet, qnand on leur compare la marche et la terminaison de la phlébite traumatique, on est tenté de le croire. Je laisse à d'autres le soin
d'élucider cette question.

Les praticiens savent que la phlébite capillaire spontanée ou érythème
noueux ne se propage que très-rarement aux troncs veineux. Il n'en est
point de même de celle qui reconnaît pour cause le traumatisme.

Malgré cette terminaison invariablement heureuse que j'avais eu si souvent l'occasion d'observer, les phénomènes tout-à-fait extraordinaires que
j'avais remarqués dans cette maladie m'avaient fait penser depuis long-
témps qu'elle avait son siége ailleurs qu'à la peau. Une occasion s'étant
offerte, j'eus la tentation d'ouvrir une de ces tumeurs bien ramollie et
à fluctuation à peu près certaine, afin de satisfaire ma curiosité et de me
rendre compte du phénomène assez singulier de cette apparente suppuration ne se frayant jamais d'issue à l'extérieur. L'incision pratiquée largement et assez profondément, un sang noirâtre et comme à demi coagulé
s'écoula par la plaie; mais avec ce sang j'ai pu remarquer une assez notable quantité d'un liquide jaunâtre ressemblant au pus; puis au fond de
la plaie, les lèvres étant écartées, un tissu rougeâtre comme spongieux.
Peut-être qu'avec le microscope et l'analyse j'aurais pu faire autre chose
qu'une supposition.

Cette circonstance, pourtant jointe aux accidents locaux qui accompagnent et succèdent à l'inflammation noueuse dont je m'occupe, m'ont fait penser que la maladie que les auteurs désignent sous le nom d'éry-thème noueux n'est en réalité, selon moi, qu'une phlébite capillaire spon-tanée, circonscrite à quelques fascicules capillaires, mais susceptible cependant d'en envahir un très-grand nombre à la fois.

Qu'observe-t-on en effet dans cette maladie? Une pesanteur plus ou moins forte des membres où elle établit son siége, s'accompagnant presque toujours de douleurs assez aiguës, de chaleur et d'iortumescence d'abord légère, puis assez considérable, ressemblant à la phlegmasia alba dolens. Au début même de la maladie, avant qu'on puisse voir se dessiner les rougeurs, la main promenée sur la peau des membres douloureux perçoit la sensation de légères bosselures intérieures non encore visibles à l'œil nu. Peu à peu ces tumeurs augmentent de volume, alors apparaissent les plaques rouges de la peau, la vive sensibilité des tumeurs qu'elles couvrent et l'accroissement de la tuméfaction blanche. Après quelques jours d'un appareil inflammatoire assez vif, les tumeurs se ramollissent, alors la peau prend quelquefois une teinte bleuâtre très-prononcée qui est remplacée plus tard par une couleur jaunâtre, comme il arrive après les ecchymoses. A cette période de la maladie, en promenant les doigts sur ces tumeurs, on perçoit sur quelques-unes d'entre elles la sensation d'une fluctuation très-évidente, et cependant, chose étrange, jamais ces tumeurs ramollies ne se terminent par un abcès s'ouvrant à l'extérieur.

Ces accidents locaux sont presque toujours accompagnés d'un état fébrile plus ou moins prononcé, selon la quantité et le volume des tumeurs, de malaise général, d'abattement, d'anorexie et de soif; la marche est pé-nible, quelquefois impossible. A ces phénomènes maladifs et à leur pro-longation quelquefois excessive et présentant quoique rarement un appareil de symptômes dangereux, le praticien reconnaît là autre chose qu'une affection insignifiante de la peau.

On connaissait peu la phlébite des gros troncs veineux avant J.... Hunter, et les médecins et les chirurgiens n'avaient sur cette maladie que des no-tions fort confuses, quand Breschet en donna une description qui peut encore être consultée avec fruit, malgré des travaux plus modernes. Dans la description de cette maladie, ce qui frappe le plus après les symptômes inflammatoires, c'est cette dureté noueuse que prend la veine enflammée et qui en fait le caractère essentiel pathognomonique. Il en est de même dans la phlébite capillaire, l'engorgement noueux en fait le principal caractère.

La phlébite capillaire a donc des caractères propres, des symptômes

particuliers qui la différencieront toujours de toutes les maladies de peau
qui pourraient avoir avec elle quelque ressemblance.

La phlébite capillaire spontanée n'a été, que je sache, mentionnée
dans aucun traité ni dans aucun recueil de médecine. Il n'en est pas de
même de la phlébite capillaire traumatique ; elle a été citée, mais je ne
sais à quels symptômes l'auteur l'a reconnue.

Il doit être incontestable que, comme tous les troncs veineux, plusieurs
faisceaux des capillaires veineux peuvent être le siége de l'inflammation,
et que cette maladie, pour n'avoir pas été étudiée convenablement, n'en
est pas moins réelle et qu'elle est parfaitement connue des praticiens
sous un autre nom.

Quand à la terminaison de ces tumeurs par une apparente résolution,
quand tout annonçait un abcès imminent, elle s'explique facilement par
la résorption de la suppuration ou par son passage des capillaires élargis
où elle est enfermée, dans le torrent de la circulation. De là cet état fébrile consécutif à l'apparente résolution des tumeurs, accompagné de
quelques-uns des signes de l'infection purulente légère.

La couleur bleuâtre et comme ecchymotique de la peau de quelques tumeurs passant ensuite au jaune maculé, ne peut être que le résultat de
la rupture de quelques capillaires par trop distendus par le sang.

De ces tumeurs noueuses qui constituent la phlébite capillaire, quelques-unes seulement se terminent par ramollissement ou suppuration,
les autres se dissipent lentement et par résolution. C'est quand elles se
ramollissent en grand nombre qu'on observe surtout les accidents d'infection purulente que j'ai signalée et que j'ai observée plusieurs fois.

A en juger par ce qu'en disent les auteurs classiques et par le peu de
lignes qu'ils consacrent à son histoire et à son traitement, il semblerait
que cette maladie est fort rare et qu'elle est toujours d'une légèreté
excessive ; il n'en est rien cependant, et à la campagne où les villageois
ne consultent et n'appellent le médecin que pour des maux sérieux, ou
qui leur imposent un sacrifice de temps trop long, il est souvent appelé
pour y porter remède. Pour ce qui me concerne, je puis assurer que je
vois fréquemment cette maladie.

Les causes de cette maladie sont difficiles à saisir ou plutôt elles n'ont
pas été étudiées jusqu'à ce jour. Pour ce qui me concerne, je puis affirmer qu'elles m'ont complètement échappées. Cependant le jeune âge et
les tempéraments lymphatiques et sanguins y prédisposent ; l'âge mûr n'en
est cependant pas exempt.

Quand au traitement, il est des plus simples, quoique les auteurs classiques aient reconnu que cette phlegmasie était la variété la plus grave de l'érythème. Le repos, quelques bains, de légers laxatifs, et dans quelques cas rares des émissions sanguines très - modérées en constituent tout l'appareil. Cependant cette maladie occasionne le plus souvent d'assez vives douleurs et beaucoup d'engorgement dans les parties qui en sont le siége. Presque abandonnée aux seules ressources de la nature, elle peut durer de quatre à cinq semaines ; elle demande donc, à mon avis, une intervention plus active de la part du médecin.

La nature et le siége de cette maladie n'étant pas douteux pour moi, quand je suis appelé au début, je n'hésite pas, si le sujet est adulte et d'une constitution sanguine, à lui pratiquer une saignée du bras ; puis je fais appliquer sur chaque tumeur proéminente une sangsue, avec recommandation de laisser couler le sang pendant six heures et d'entretenir des cataplasmes sur les piqûres ; je fais pratiquer trois fois le jour, sur les parties où siégent les tumeurs, des frictions légères avec l'onguent mercuriel double, et recouvrir le tout de cataplasme de farine de graine de lin, préparés avec une décoction de feuilles de belladone et arrosés d'extrait de saturne. Comme il arrive fort souvent qu'un embarras gastrique et intestinal complique cette affection, j'administre dans ce cas un émélo-cathartique pour débarrasser les premières et secondes voies, ensuite les boissons délayantes acidulées. Pendant quatre jours, le malade prend trois fois le jour un décigramme de calomel. Quand les douleurs et le gonflement disparaissent, je prescris des frictions aromatiques sur la peau. Il est bien entendu que ce traitement est subordonné à la violence du mal, à l'âge du sujet et aux complications.

Ce que je puis affirmer, c'est que depuis que je mets en usage ces moyens actifs de résolution, je vois bien plus rarement qu'autrefois cette maladie se prolonger indéfiniment ; enfin la guérison est plus rapide, ce qu'il importe d'obtenir.

Je ne viens ici avec d'autre prétention que celle de fixer l'attention des praticiens sur le siége et le traitement d'une maladie qui est connue de tous, mais qui me semble trop négligée, parce que sa terminaison est toujours heureuse, et qui bien souvent, par sa prolongation, les souffrances qu'elle entraîne et la perte de temps qu'elle impose aux malades de la classe ouvrière, mérite cependant la sollicitude des médecins.

RETHEL. — Imprimerie de BEAUVARLET. — 1857.